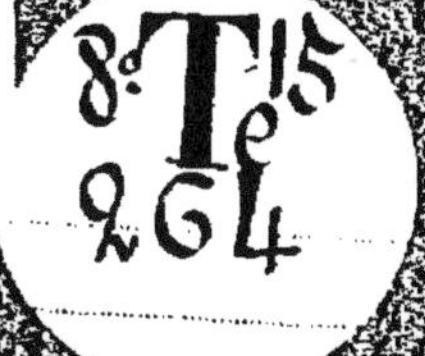

DE

L'ÉLECTRICITÉ

MÉDICALE ET MAGNÉTIQUE

DE
L'ÉLECTRICITÉ

MÉDICALE ET MAGNÉTIQUE

SES
APPLICATIONS CURATIVES

Préconisées par les sommités médicales

COMME L'AUXILIAIRE LE PLUS PUISSANT DU TRAITEMENT DES
MALADIES DE LA POITRINE ET DES AFFECTIONS DU SYSTÈME
NERVEUX, MUSCULAIRE ET SANGUIN

PAR

TH. COURANT

Ancien praticien spécialiste à l'Hôpital de la Charité de Paris,
actuellement, à celui de CANNES, (saison d'hiver)
(INVENTEUR DES PAPIERS ET TISSUS ÉLECTRIQUES),
Et d'un Nouvel Appareil ELECTRO-MÉDICAL, réputé d'une efficacité
exceptionnelle, par les malades, pour la guérison rapide des
douleurs de toute nature, etc.

MENTION HONORABLE EN 1867, MÉDAILLE D'ARGENT EN 1868

CABINET SPECIAL A CANNES

A COURBEVOIE (Seine)

28, rue Saint-Denis (Saison d'Été)

PARIS-AUTEUIL
IMPRIMERIE DES APPRENTIS-ORPHELINS. — ROUSSEL.
40, rue La Fontaine, 40.

1881

AVANT-PROPOS

Cet opuscule que nous offrons au monde médical et au public, n'est pas un traité *ex professo* sur l'Electricité, ni un recueil d'idée nouvelles sur une matière que, depuis longtemps déjà, nombre d'hommes éminents ont profondément et patiemment étudiée. Ce n'est pas non plus un résumé d'hypothèses plus ou moins ingénieuses sur la nature du fluide électrique, ni l'éloge prétentieux d'un agent thérapeutique recommandé comme panacée universelle.

C'est le simple exposé de faits nombreux qui, pendant un stage de six années consécutives dans les hôpitaux de Paris, se sont offerts à notre observation ; c'est une profession de foi en faveur de l'emploi *méthodique* et *raisonné* d'une médication que beaucoup méconnaissent encore, et que plusieurs dédaignent. C'est surtout un hommage rendu au zèle, au courage et au dévouement d'hommes qui, avant nous, c'est-à-dire avant la révolution, ont consacré la plus grande partie de leur vie et même de leur fortune à faire prévaloir une idée que l'expérience leur avait démontrée juste et utile.

Leurs efforts n'ont pas été stériles, et leur voix a été entendue de ceux qui, comme nous, pensent et croient que l'art de guérir consiste plus particulièrement dans la recherche et l'application de moyens sûrs, agissant d'une manière fixe et déterminée sur l'organisme, et non dans la discussion sans fin et sans résultats sur le principe de la vie, ou encore, dans l'emploi de ces mille remèdes indiqués par l'intuition, mais non sanctionnés par l'expérience.

C'est de 1845 que date notre réception de membre fondateur de la société Philanthropico-magnétique de Paris, qui fut présidée successivement par les docteurs Dussault, Pénoyer, Hébert de Garnay, le Marquis Duplanty, et le Baron du Potet, alors que personne, (que nous sachions) ne s'occupait plus d'électricité.

C'est par suite des résultats obtenus chaque jour, que nous vint l'idée de combiner la réunion de ces deux forces de la nature : le MAGNÉTISME ET L'ELECTRICITÉ.

Après de nombreuses expériences, toujours couronnées de succès, nous mîmes, par une circulaire, à la disposition du corps médical, notre modeste cabinet-d'Electricité-magnétique, et c'est après avoir assisté à nos séances d'expérimentation, sur leurs malades, que des médecins célèbres nous ont donné les meilleurs témoignages en faveur de notre méthode d'application.

Par notre dévouement à la science et par les soins dévoués dont nous avons entouré les malades qui nous ont été confiés, nous sommes heureux d'avoir acquis la bienveillante sympathie du corps médical des villes de Paris, Montpellier, Bordeaux, ainsi que celle des nombreux

Docteurs de Cannes, à la disposition desquels nous nous mettons entièrement.

En écrivant ces lignes, nous avons cru devoir nous dispenser d'énumérer les innombrables cures, plus ou moins désespérées, qui se sont produites sous notre main depuis 1848 jusqu'à ce jour.

Presque tous les écrivains en renom semblent avoir tenu à rendre successivement un éclatant hommage à nos persévérants travaux.

Nous aurions pu faire un volume, en reproduisant ici tous les articles publiés dans les feuilles les plus accréditées : il nous suffira de mentionner quelques-uns des passages les plus saillants publiés en faveur de notre méthode *spéciale* d'ÉLECTRISATION-MAGNÉTIQUE.

Cette simple brochure concise a donc uniquement pour but : de porter à la connaissance des médecins Français et étrangers, et de leur nombreux malades, que depuis deux ans, avec le concours de tous les Docteurs résidants à Cannes pendant la saison hivernale, nous avons fondé pour l'avenir un CABINET MÉDICAL SPÉCIAL D'ÉLECTRICITÉ, auxiliaire de leur *thérapeutique*.

T. COURANT.

Saison d'hiver à Cannes.
Saison d'été à Courbevoie.
28, rue Saint-Denis (Seine).

INTRODUCTION

Le temps n'est plus où l'Electricité semblait une de ces forces de la nature dont l'homme ne peut tirer aucun parti.

Il a fallu que, comme toutes les autres forces naturelles, elle fût asservie à son tour.

Aujourd'hui l'homme l'emploie pour porter avec la rapidité des l'éclair sa pensée à des distances incommensurables.

Devenue une force domestique, elle sert à argenter, à dorer, à tisser, à mettre en mouvement des métiers ; ne remplacera-t-elle pas bientôt la force motrice de la vapeur, et ne serait-ce pas par elle que l'on parviendrait enfin, à se diriger dans l'air ?

Les savants et les praticiens, en étudiant son rôle et ses applications, devaient être nécessairement amenés à chercher quelle est son action générale sur les différents règnes.

Ils n'ont pas tardé à constater que tout, dans ces règnes, est plus ou moins soumis à ce puissant agent.

Mais l'étude qu'il importait le plus de faire était celle de l'Electricité appliquée aux divers états du corps humain.

Avant d'expérimenter l'électricité sur l'homme vivant, on l'a expérimentée sur celui qui a cessé de vivre, et les résultats ont été merveilleux. Il n'y a rien de plus dramatique dans l'histoire de la science, que le récit de ces expériences qui semblèrent révéler, tout à coup, la théorie entière de la vie. (1) On crut avoir trouvé le vrai *fluide vital*, Il fut même un moment où, en présence des expériences de Galvani, de Volta, d'Aldine, de Carpne, de Nysten et de beaucoup d'autres, on se regarda comme fondé à penser que l'on pourrait rendre la vie à des cadavres. C'était évidemment dépasser la limite du possible. Mais il est resté acquis à la science que l'on peut au moyen de l'Electricité reproduire après la mort certains phénomènes vitaux.

Cela étant complètement mis hors de doute, il devient évident, que si, au moyen de l'Electricité il est possible de rétablir momentanément divers mouvements considérables, rien ne doit être plus facile, que de ramener par les mêmes procédés, dans un corps vivant, des mouvements ou des phénomènes suspendus par un manque d'équilibre de nos fluides vitaux.

La Physique ne fut pas seule à recueillir le fruit de toutes les expériences auxquelles donna lieu l'élan imprimé à l'étude de l'Electricité. La Thérapeutique, elle aussi, voulut en enrichir son domaine, et qui pourrait dire les louables efforts faits depuis un siècle, par les médecins, pour étudier et employer les effets de cet agent merveilleux ?

L'Electricité appliquée à la médecine n'est donc plus une de ces nouveautés réputées dangereuses, et dont il faut se défier. Elle a pour elle, aujourd'hui, la sanction de l'expérience et la logique des faits.

Nous ne raconterons pas les découvertes dûes à nos devanciers, nous ne rechercherons pas non plus, avec quelques savants, si l'usage thérapeutique de l'Electricité, après avoir été connu des

(1) Voir l'ouvrage si remarquable publié par le Dᵣ Louis Figuier, sous le titre, *d'Exposition et Histoire des principales découvertes scientifiques modernes*.

anciens, a été retrouvé par les modernes ; nous dirons seulement que, dans le siècle dernier, d'habiles médecins la recommandaient déjà, et qu'un cours d'Electricité médicale existait à Paris, plusieurs années avant la révolution. Mauduyt de la Varenne professait ce cours, qui était très fréquenté.

Mais on se borna longtemps à considérer comme pouvant être traitées par l'Electricité un très petit nombre d'affections. Plus tard, on a cherché à étendre le domaine de l'Electricité médicale en l'appliquant successivement aux paralysies générales ou locales des systèmes nerveux, musculaire et sanguin.

Enfin quelques enthousiastes ont voulu en faire une panacée universelle ; c'était tomber dans l'exagération !

Pour notre part, nous ne prétendons pas que l'électricité puisse résoudre à elle seule tous les grands problèmes de la médecine.

Mais ne peut-elle pas, ne doit-elle pas devenir de plus en plus l'auxiliaire utile d'une médication rationnelle ?

Nul aujourd'hui parmi les gens compétents, ne peut nier l'utilité de l'Electricité comme agent thérapeutique. Les médecins qui fon autorité dans la science, se plaisent à proclamer, soit dans leurs leçons, soit dans leurs écrits, soit même à l'Académie, que l'electricité est un puissant moyen de guérison dans une foule de cas.

Le docteur Récamier a lui-même recueilli de l'emploi de cet utile auxiliaire les plus heureux résultats, et l'un des plus distingués élèves de ce maître illustre, le docteur Andrieux, a écrit ces lignes, qui résument parfaitement l'opinion que nous en avions :

« Dans l'état actuel de nos connaissances, l'électricité, produite « par divers appareils, peut ét reintroduite dans le domaine de la Thérapeutique, non pas comme un moyen spécifique applicable à « toutes les affections sans distinction ; mais comme un agent « physique extrèmement puissant, dont les effets peuvent être pré- « vus, modifiés et activés avec plus de facilité et de précision que « ne peuvent l'être la plupart des médicaments connus. »

Après les témoignages éclatants que nous venons de citer, auxquels nous pourrions joindre ceux d'un grand nombre de docteurs

Allemands, Russes, Anglais, Danois, Italiens, on ne saurait nier les heureux effets de l'électricité.

Pourquoi, cependant, l'usage de cet agent ne s'est-il pas vulgarisé davantage en médecine ? Ici Dupuytren va nous répondre : « Il y a longtemps, (écrivait-il à M. le Molt en 1835) que j'ai « considéré l'Electricité comme devant jouer un grand rôle dans « la médecine, mais son emploi rarement bien dirigé, m'avait « fait renoncer à son application. » De même tous les princes de la science d'alors, les Orfila, les Marjolin, les Roux, les Fouquier, les Breschet, les Broussais, etc., conduisaient leurs malades au cabinet de M. le Molt. Après avoir été un magistrat distingué, il était devenu le physicien médical en grande vogue, auquel tous ont adressé des lettres de félicitations.

Il est donc bien évident, qu'employée *ad hoc*, l'électricité peut rendre de très grands services à la médecine en augmentant les forces vitales, soit chez les vieillards, soit chez les gens d'une constitution faible, soit encore chez les enfants débiles ou rachitiques. Dans ces cas, elle agit toujours d'une manière efficace, ne fut-ce qu'en donnant le jeu qui manque aux fibres musculaires, et en rétablissant la circulation du sang et du fluide nerveux manquant d'équilibre, ce qui explique le bien-être accusé, après chacune de nos séances, par tous les malades affectés de la poitrine ou du cœur. Cela se trouve parfaitement justifié par l'opuscule du docteur J. Brian I, intitulé *l'électricité appliquée au traitement curatif des névralgies, des rhumatismes, des paralysies, des tumeurs, etc., et, en général des AFFECTIONS MORBIDES souvent réputées incurables.*

Depuis que parut l'appareil d'induction de Legendre et Morin (lequel eut la sanction de l'académie de médecine), nous n'avons jamais cessé d'en faire une heureuse application dans les cas indiqués, sans omettre, autant que possible, de terminer chacune de nos séances par l'action souverainement réparatrice du fluide électrique de la machine statique de Ramsden, combiné avec notre fluide magnétique vital, ou en nous servant, au besoin, de la bouteille de Leyde dont, par une heureuse modification, nous pouvons circonscrire et graduer les décharges à notre volonté, aux doses les plus fortes comme aussi les plus faibles, suivant l'âge, la force et le tempérament des malades.

C'est ainsi, qu'après avoir essayé tons les nouveaux modes d'application de l'électricité, nous avons donné naissance à nos inventions des Tissus et du Papier électrique-Courant, récompensés aux expositions universelles de 1867 et 1868. Les fatales conséquences de la guerre nous ont contraint à ajourner la propagation de ces inventions ; mais nous espérons pouvoir les reprendre bientôt, à l'aide d'un nouvel appareil électro-médical que nous avons fait breveter, et dont l'idée première est déposée à l'académie de médecine sous pli cacheté.

Cet appareil, qui rend déjà de grands services aux malades qui nous sont confiés, va bientôt, nous l'espérons, recevoir un perfectionnement des plus importants, grâce au concours bienveillant de notre ami Jules Morin, dont le nom figurera toujours à une place éminente dans le domaine des sciences physiques et médicales.

Il est évident que tout médecin, occupé par une nombreuse clientèle, ne peut appliquer d'une manière efficace l'Electricité à ses malades. La plus grande difficulté pour lui, consiste d'abord dans la perte de son temps, ensuite dans le maniement de cet agent, à la fois si subtil et si délicat à administrer, en raison de la susceptibilité nerveuse de la plupart des malades. Aussi le médecin renonce-t-il le plus souvent à ce moyen, en s'en remettant à notre expérience pratique; car il faut la dose exacte, c'est-à-dire ni trop ni trop peu, mais assez.

Frappé de cette difficulté, nous avons cherché à la vaincre, et nous avons la conscience d'y être parvenu, en mettant, dès 1845, à la disposition du corps médical, notre cabinet qu'ont honoré de leur présence les J. Cloquet, Trousseau, Bazin, Heuguier, Monod, Tardieu, Lehelloco, Joulin, Lelièvre, Ricord, Calvo, de Langenhagen, Reinvillier, Hébert, Masse, Bastin, Rigal, Burggræve (de

Gand), et une foule d'autres docteurs, dont nous conservons précieusement les ordonnances ne fut-ce que par gratitude. Plusieurs d'entre eux ont bien voulu réclamer mes soins pour eux et pour des membres de leur famille.

Depuis cette époque, par suite de la vulgarisation, par la presse, des cures merveilleuses obtenues par ce puissant agent, les Duchenne (de Boulogne), les Tripier, les Onimus, les Arthus et autres médecins distingués, après Labaume, et Fabre Pellapra, n'ont pas dédaigné d'illustrer, par leurs écrits qui font autorité dans la science, ce nouvel art de guérir.

Notre méthode d'Electrisation magnétique a désormais pour elle la sanction du temps, de l'expérience, et des nombreuses cures que nous ne cessons d'obtenir chaque jour.

Nous ne cherchons pas à présenter ici notre méthode comme pouvant résoudre à elle seule toutes les difficultés médicales, notre système n'a rien d'exclusif. Tous les moyens de guérison ont leur valeur, et sans vouloir insinuer que notre méthode soit supérieure à toute autre, nous pouvons dire hautement que dans notre longue et laborieuse pratique, notre traitement est resté rarement sans succès.

C'est ce qui va être confirmé par la lecture des articles suivants, dont nous donnons les principaux paragraphes afin de justifier le titre de cette simple brochure.

EXTRAIT

DE QUELQUES UNS DES ARTICLES PUBLIÉS DANS LES JOURNAUX DE MÉDECINE ET QUOTIDIENS DEPUIS 1848.

A la date du 13 septembre 1851, on lisait dans le journal le *Siècle*, les lignes suivantes, extraites d'un article intitulé :

ÉLECTRO-MAGNÉTISME

. . . .

Hier, la représentation des *Mousquetaires* a été un instant interrompue au théâtre de l'Ambigu : un des spectateurs a été pris à l'improviste d'une forte attaque d'épilepsie, et ses cris déchirants ont, au moment d'une des scènes les plus pathétiques, arrêté les acteurs et effrayé toute la salle. Heureusement qu'un jeune homme s'est de suite élancé au secours du malade, et par le magnétisme l'a presque instantanément rappelé à toute sa connaissance. Cette scène a ému tous les spectateurs, et celui qui avait donné du secours si à propos se dérobait à la reconnaissance du malade : mais le commissaire du théâtre lui a demandé son nom. C'est M. Th. Courant qui, dit-on, a souvent rendu de pareils services par le même procédé.

M. Th. Courant n'a pas cessé depuis d'utiliser, au profit de ses semblables, le précieux secret dont il est possesseur ; il s'est attaché à perfectionner par ses propres et consciencieuses recherches les procédés qu'il met en œuvre avec tant de succès.

La guérison d'un grand nombre de malades a été pour lui la récompense do ses travaux. Aussi croyons-nous faire une chose utile en appelant l'attention des savants et du public sur l'Electricité-magnétique, en faveur de laquelle M. Th. Courant peut citer aujourd'hui tant de cures inespérées...

Le magnétisme offre bien des chances de guérison; mais l'homme obligé de ne trouver qu'en lui-même les forces nécessaires à certaines organisations rebelles, n'agit souvent qu'avec une lenteur qui ferait douter de l'efficacité du remède et renoncer à son usage. En combinant ces deux données de la science, en ralliant ces deux forces pour les faire agir de concert, M. Th. Courant est parvenu à des résultats que lui aurait refusés l'emploi exclusif de l'une ou de l'autre.

Voici en quoi consiste son traitement :

Il place le malade sur le tabouret d'une machine électrique, et se mettant lui-même dans la sphère d'action, sans s'isoler, il s'empare du fluide électrique et l'approprie à l'organisme humain; il le vitalise, et centuplant ainsi ses forces magnétiques, il obtient un pouvoir assez grand pour rétablir d'une manière presque immédiate, chez le sujet sur lequel il opère, la circulation libre des fluides dont la perturbation occasionne la plupart des maladies.

En cas de lésions, il utilise la propriété qu'a l'Electricité d'entraîner des molécules atomiques des corps sur lesquels elle agit, pour les déposer au point qu'elle frappe. Faisant usage des métaux ou métalloïdes dont les propriétés médicales sont constatées, il établit par eux des passes électriques, et, s'il le faut, il appelle à son aide les moxas électriques, les frictions, le massage, etc.....

La réputation si justement acquise par plusieurs années d'expérience et de cures merveilleuses, bien constatées, a fait du traitement spécial par l'électricité-magnétique de M. Th. Courant, l'objet d'une sollicitude particulière pour les sommités médicales, qui l'ordonnent comme étant l'auxiliaire le plus puissant de la médecine, contre les affections de la moëlle épinière et l'hystérie, les paralysies, les névralgies, les migraines, les gastralgies, les engorgements des poumons, les aphonies, les bronchites, les rhumatismes, les sciatiques, les lumbagos, les accès de goutte, et autres douleurs. En raison de nos connaissances médicales, et ayant assisté bien des fois au traitement de ma fille et à celui d'autres malades, nous le recommandons spécialement aux affligés, qui font le désespoir de la thérapeutique ordinaire..

Le vieillard, chez qui la vie s'éteint, retrouverait la sève et la vigueur, si les fluides vitaux recouvraient chez lui l'énergie, qui, dans sâ jeunesse, activait la circulation générale. L'effet le plus constant de l'Electricité-magnétique est incontestablement de rétablir cette circulation, et d'en augmenter l'énergie par l'émission d'un fluide vivifiant.

Une circonstance nous encourage surtout à recommander ce mode de traitement dont l'efficacité nous est, d'ailleurs, démontrée par le raisonnement comme par les faits. C'est la certitude acquise que jamais il ne peut présenter le moindre danger, qu'il est d'une application toujours facile à supporter. N'ayant point recours à aucune secousse violente, il ne donne et ne laisse aucune impression douloureuse, les organisations les plus délicates peuvent le supporter sans inconvénient, lorsqu'il est administré par M. Th. Courant, dont l'expérience nous est parfaitement connue.

En terminant, celui qui écrit ces lignes éprouve le besoin de déclarer qu'il doit à M. Th. Courant la guérison de sa fille, malade depuis fort longtemps d'une affection de poitrine réputée incurable. C'est pourquoi, il se fait un devoir de porter à la connaissance de tous des moyens curatifs trop peu tentés jusqu'à présent.

PÉCATIER
Caissier du Siècle.

Nota. Mademoiselle Pécatier est aujourd'hui une heureuse mère de famille.

Le célèbre Castil-Blaze, dans la *France Musicale*, publiait le 25 janvier 1852, les lignes suivantes :

ELECTRICITÉ MAGNÉTIQUE

En ma qualité d'ex-malade ou de ressuscité, me voilà précisément dans la position où j'étais en ma qualité de musicien, lorsque j'écrivis dans le *Mercure Aptésien*, le 26 août 1849, l'épître que la *France Musicale* reproduisit le 5 septembre suivant. Les musiciens accouraient alors en foule chez moi; plusieurs m'écrivaient : il fallait répondre à tous ; aujourd'hui, ce sont les malades qui me poursuivent... Il faut que je leur donne audience, et leur dise cent fois, avec les détails les plus minutieux, comme quoi le gisant, qui pendant trois mois n'avait pu faire un pas dans sa chambre sans éprouver de vives, d'insupportables douleurs, l'infortuné qui depuis onze mois n'avait pu mettre le pied dans une salle de spectacle, et les mains sur un clavier, ni attaquer un modeste *sol* de poitrine, ni même jouer aux cartes, sans qu'un étau de fer vint lui comprimer le cerveau, le jeter dans des spasmes sans fin ; comme quoi privé de mouvement et de repos, de sommeil, machine détraquée ainsi qu'un vieux carosse que l'on veut faire rouler, sans le graisser , après l'avoir laissé pendant un demi-siècle sous la remise...

En 1837, la Faculté parisienne s'était exercée à fond de train sur mon individu, frappé d'une semblable cacophonie nerveuse. J'avais servi de thème aux plus extravagantes comme aux plus douloureuses de ses variations.

Je comptais des pauses, en attendant que la nature voulût bien ramener l'ordre après l'émeute, le calme après l'ouragan, remettre au diapason les cordes trop lâches ou trop tendues de mon psaltérion. Et je souffrais toujours, et je n'avais d'autre distraction, d'autre amusement que de dire avec Saurin :

> Qu'une nuit paraît longue à la douleur qui veille !

> *Blanche et Guiscard*, tragédie.

Avec Delille :

> Que la nuit paraît longue à la douleur qui veille !

> *L'Imagination*, poème.

Avec J. M. Chénier :

> Ah ! qu'une heure d'attente arrive lentement !

> *Tibère*, tragédie.

Avec Casimir Delavigne :

> Ah ! qu'une heure d'attente expire lentement !

> *Les Vêpres Siciliennes*, tragédie.

Pour moi, trois mille de ces heures s'étaient écoulées avec cette lenteur désespérante, lorsqu'une lumineuse idée vint scintiller sur le miroir de mon imaginative. Dans un accès de tourment et d'impatience, je m'écriais d'une voix peu sonore : « Il faut en finir, il faut tenter d'obtenir la résolution de la quinte augmentée ou de la septième diminuée qui me déchire, et me lacère sans relâche. ».................................

....

Je me fis porter, rouler, chez M. Th. Courant, si renommé dans le mondo magnétique; et, là, quinze minutes après, descendant lestement du trépied où j'avais reçu les bienfaits de l'électricité combinés ingénieusement avec les passes magnétiques, je lui dis : « Maintenant, je vais m'en retourner à pied, et parcourir sans gêne, sans efforts, sans douleur, le kilomètre et demi qui sépare la maison Dorée du n° 9 de la rue Buffaut » ; ce que j'exécutai bravement. Deux mois plus tard, j'avais rattrapé toute la vigueur de mes jambes, et douze kilomètres parcourus à pied ne me fatiguaient pas……………………………………

Ce que je viens de vous dire, cent personnes qui m'ont vu, suivi, pendant les différentes phases de ma longue et cruelle maladie, vous le répéteront. Dix mille qui ne m'ont pas vu du tout constateront au besoin mon absence et ma réapparition dans le monde musical et dramatique. Je ne veux faire adopter à qui que ce soit ma ferme croyance aux bienfaits du magnétisme, que M. Th. Courant a combiné si bien avec l'électricité. Je réponds aux malades qui m'interrogent, et les engage vivement à tenter une aventure dont les résultats peuvent être infiniment heureux et jamais nuisibles. Dix autres cures, aussi complètes que celle dont je vous entretiens, ont été sous mes yeux opérées par M. Courant.

CASTIL-BLAZE

Assemblée nationale du 10 juin 1853. Article du docteur Aussandon.

Dans la science, quand par hasard il se rencontre un homme sincère, on doit l'écouter avec attention, surtout lorsque la science qu'il professe a pour but la guérison des malades.

Un homme modeste, qui s'occupe de l'électricité comme moyen curatif des maladies nerveuses, a fixé notre attention, et nous paraît mériter de sincères éloges. Ce savant pratricien, car nous pouvons lui donner ce titre, a trouvé, à force d'expériences, les moyens les plus propres à appliquer sans amener de perturbations dangereuses, l'électricité dans les maladies.

Doué d'un tact exquis et d'une sagacité native, M. Courant a toujours expliqué scientifiquement aux malades les résultats quelquefois miraculeux de guérison qu'il a obtenus, et c'est surtout pour cela que nous lui donnons nos éloges, car tout malade n'est que trop disposé à croire au mysticisme, au merveilleux, lorsqu'il est traité et guéri par des moyens qui sont nouveaux pour lui.

S'il était resté un doute dans notre esprit sur la sincérité des convictions scientifiques de M. Courant, l'hommage spontané qu'il rend aux hommes spéciaux les plus éminents, à MM. Sandras, Requin, Longet, Le Turc, qui tous se sont occupés des maladies qu'il traite lui-même, et sa soumission aux prescriptions de praticiens aussi distingués, seraient à nos yeux un titre suffisant pour le recommander à nos lecteurs comme un homme de savoir et d'intelligence.

Dr AUSSANDON

Constitutionnel du 20 juin 1853.

ELECTRICITÉ ET MAGNÉTISME

Du peu de succès des moyens généralement employés contre les affections aiguës et chroniques, il résulte trop souvent qu'après d'inutiles tentatives, les malades, abandonnés à leurs souffrances, renoncent même à l'espoir de guérir jamais. Et cependant, lorsque des expériences multipliées ont rendu évidente pour tous l'heureuse influence en pareil cas de l'électricité et du magnétisme combinés, pourquoi faut-il qu'une sorte d'hésitation, que le simple examen des faits suffirait pour détruire, les retienne encore ?.....

.... Aussi, c'est surtout dans le but de leur être utile, que nous appelons ici leur attention sur l'électricité magnétique, par laquelle M. Théodore Courant a sans cesse obtenu les plus heureux résultats.

Des hommages publics de reconnaissance, tant de fois reçus des personnes qui se sont confiées à lui, récemment encore de notre spirituel Castil-Blaze, nous dispensent de parler plus longuement d'une réputation si justement acquise à ses consciencieuses recherches, et en faveur de laquelle la lettre suivante vient témoigner.

« Monsieur,

« Votre sollicitude, vos soins éclairés m'ont épargné de bien cruelles souffrances. Paralysé depuis plus de quinze années et presque réduit à l'immobilité, je retrouve enfin mes forces premières, la santé m'est rendue, et c'est à vous, Monsieur, que je dois ce bienfait.

« Chaque jour, le souvenir du passé me fait ressentir plus vivement tout le prix de vos constants efforts, si heureusement couronnés par une guérison inespérée.

« C'est là sans doute, avec ma gratitude, la plus digne récompense que vous pouviez attendre.

« Veuillez donc en recevoir une fois encore l'expression sincère, et compter sur tout mon dévouement.

« D. Jeamiot. »

Journal des Débats du 10 septembre 1854, sous la signature de M. F. Barrière.

. . . .

. . . .

L'Electricité n'est pas seulement soumise, elle devient attentive et serviable. Tantôt on l'emploie en Angleterre à de nouveaux procédés de gravure ; tantôt, descendant au fond des mers ou gravissant le sommet des monts, elle devient, comme la renommée, mais cent fois plus rapidement qu'elle :

La messagère indifférente
Des vérités et de l'erreur.

Quelle puissance ! On est surpris qu'un art dont les études sont si recommandables, puisqu'elles ont l'humanité pour objet, on est surpris que la médecine, n'ait pas encore eu plus souvent recours à l'Electricité.

Quelles cures l'expérience et la réflexion n'en pourraient-elles pas obtenir ! Il y a dans Paris un physicien fort prudent, fort instruit qui, sous la direction de docteurs, fait des merveilles. Rien ne résiste à l'influence électrique ménagée, variée, graduée, contenue ; les muscles longtemps fléchis se redressent, les névralgies aigües s'assoupissent, les muets parlent, les boiteux marchent, les forces épuisées par de longs travaux ou de longues maladies reprennent une énergie nouvelle. Qui pourra dire ce que la science obtiendra ou n'obtiendra pas de l'Electricité ? Son rôle est immense dans la nature. Elle anime, féconde, vivifie tout ; elle étincelle dans la pensée, gronde dans le ciel, végète dans la plante, et s'associant à l'immortel espoir de l'homme, aux mystérieuses volontés de Dieu, l'électricité paraît être l'agent le plus actif, l'esprit, la vie, l'âme du monde. Plus la science l'étudiera, plus sans doute elle en pourra tirer parti.

Les exemples ne manquent pas de guérisons obtenues par l'ingénieux emploi de cet agent mystérieux, qui refoule devant lui le mal en activant la circulation et en rétablissant l'équilibre des fluides vitaux.

Presque toutes les célébrités, dans les lettres et les arts, vont, tour à tour, chez M. Th. Courant, se soumettre à son traitement d'Electricité galvano-magnétique, soit pour ces indispositions nerveuses si communes chez les littérateurs et les artistes, soit pour des affections plus graves des bronches ou de la poitrine. C'est ainsi que notre spirituel Castil-Blaze, après avoir été cloué dans son fauteuil, nous revient, après quinze mois d'absence, plein de force et de santé ; que l'une de nos artistes bien-aimées, Mme Ugalde, vient de reprendre sa carrière de succès, et que le célèbre cor des Italiens, M. Paquis, peut maintenant se faire entendre chaque soir : l'Electricité les a guéris, voilà des faits acquis à la science.

S'il était besoin d'accumuler preuves sur preuves des heureux résultats obtenus par ce puissant agent, elles ne feraient pas défaut. Ces lignes d'un guéri viennent assez confirmer l'efficacité de la méthode d'Electrisation administrée, avec tant de succès, par l'habile praticien auquel beaucoup de notabilités médicales se félicitent chaque jour d'adresser leurs malades.

F^{is} BARRIÈRE.

Dans *l'Entr'acte* du 10 mars 1855, on lisait l'article suivant, reproduit dans le *Messager des Théâtres et des Arts* du 11, et le *Ménestrel* du 13 mars suivant :

Nous nous sommes livré l'autre jour à quelques considérations sur l'avenir du Mesmérisme. Au moment même où nous touchions à ce grand problème physiologique, nos journaux de théâtre rapportaient un fait assez curieux en l'honneur de l'électricité, dont le magnétisme n'est qu'une modification. Il ne s'agissait que d'une simple entorse, mais cette entorse intéressait directement notre première scène lyrique en la personne de Léopold, le noble fiancé de la princesse Eudoxie.

Nous sommes allé aux renseignements, et voici le fait dans toute sa fidélité historique :

Dès le lendemain de la première représentation de *la Juive*, le chanteur Boulo fut pris d'une violente douleur à la jambe. Le mal ne fit que s'aggraver le jour suivant, et l'artiste envoya prévenir l'administration de l'Opéra. Le médecin du théâtre se rendit de suite chez Boulo, reconnut une belle et bonne entorse, déclara que le malade devait garder la chambre, et qu'il *en aurait pour quinze jours au moins*.

Or, la *Juive* était annoncée pour la seconde fois ; il ne s'agissait de rien moins que de changer le spectacle et de renoncer à une magnifique recette.

Emu de cet événement, M. Leroy, le régisseur du théâtre, couru chez le malade :

« Voulez-vous être guéri en deux jours ? lui dit-il.

— Sans doute ; mais impossible.

— Nous ferons *relâche* aujourd'hui, et vendredi vous serez sur pied.

— Comment cela ?

— Venez avec moi chez un de mes amis. Il a des procédés électriques dont vous me direz des nouvelles.

— Mais je ne puis remuer la jambe !

— N'importe, venez. »

Et le régisseur fit emballer l'artiste dans une voiture. On se rendit chez le jeune praticien, M. Th. Courant, qui, dès la première séance d'électrisation, soulagea le malade et le mit en état de marcher.

« Je marche ! s'écria le chanteur... Ne changez pas le spectacle, dit-il à M. Leroy ; je ne souffre plus, et je peux jouer ce soir ! Faites seulement une petite annonce au public. »

Et le régisseur embrassa Boulo et pressa l'électriseur sur son cœur.

Le soir même, le noble fiancé d'Eudoxie reparut dans la *Juive* ; il boitait légèrement, mais l'entorse avait disparu pour ne plus revenir.

M. Th. Courant n'en est pas à son coup d'essai. Il a naguère sauvé d'une grave et terrible affection l'illustre Duprez ; il a opéré des miracles sur le gosier de Mme Ugalde, sur le système nerveux du compositeur Limnander ; enfin il a rendu au théâtre plus d'un artiste malade qui désespérait d'y jamais rentrer.

Pourtant M. Th. Courant n'est point un sorcier ; mais il a des procédés électriques à lui, et disciple de Mesmer, il les combine ingénieusement dans certains cas. dans les affections de la poitrine par exem ple, avec l'action du *fluide magnétique*.

N'en déplaise aux somnambuliseurs, le Mesmérisme joue ici son véritable rôle, le seul qui, jusqu'à nouvel ordre, convienne à ce fluide sans boussole, à cette force ignorée dont les titres ne sont pas légalisés, et, qui se morfond depuis plus d'un demi-siècle dans les bas côtés de la science.

« Halte-là! Monsieur..... précisément nous ne voulons pas que le magnétisme joue ce rôle!..... C'est de la médecine illégale !

— Mais l'électricité?... J'en suis désolé, Docteur; mais il faudra changer vos lois en faveur du phénomène, car la nature ne cédera pas. »

JULE LOVY.

Le *Siècle* du 13 juillet 1855.

L'ÉLECTRICITÉ

Par le spécialiste M. Th. COURANT.

. . . .
. . . .

Nous avons vu littéralement chez lui les aphones parler, les boiteux marcher, les goutteux oublier leurs douleurs, les gens à membres tordus redevenir droits, les poitrinaires respirer avec facilité. Beaucoup de nos amis ont assisté eux-mêmes aux expériences, ou, avec la permission de leurs médecins, se sont assis sur la sellette électrique et se sont retirés guéris ou soulagés.....

MM. les médecins trouveraient chez les hommes qui, comme Th. Courant, ont le feu sacré de l'art et de la science, les plus utiles auxiliaires à cet égard. Qu'ils consultent les témoignages les plus éclatants, qu'ils interrogent MM. Duvernoy, Lafont, Duprez, Limnander, Bouffé, Paquis, G. Mathieu, Aubin, Dennery, Castil-Blaze, Mme Ugalde, MM. Chapuis, Boulo, Faure, Mlle de Reské, l'un de ses frères, et une foule d'autres artistes et gens de lettres, qui sont venus demander à Th. Courant, les uns, le mouvement, les autres la voix, ceux-ci la santé, ceux-là la fin de douleurs invétérées. Tous vous répondront qu'il est bien rare qu'une affection quelconque résiste à l'un des traitements électriques imaginés par notre physicien.

Dans la presse, MM. Havin, F. Flocon, F. Barrière, Schiller, Lecouturier, J. Arago, Amédée Réné, ainsi que nous même, Jules Lovy et d'autres personnes non moins haut placées, rendraient le même témoignage ....

. . . .

Nous connaissons plusieur personnes qui, pour se délasser des fatigues du travail de la journée, vont chez lui se faire débarrasser, en quelques minutes, par une douche électrique, de toute contention au cerveau. Cela leur vaut un voyage à la campagne.

Ne serait-il pas possible d'attacher un homme de cette valeur à quelqu'un de nos grand établissements hospitaliers ? Et là, sous les yeux de la médecine tout entière, d'expérimenter le parti que l'art de guérir peut décidément tirer de l'électricité ?

Nous ne savons pas si, à cet égard, notre appel sera entendu; mais au cas où l'administration trouverait des difficultés à annexer à l'un de nos hopitaux un grand cabinet d'électricité thérapeutique, il restera à Th. Courant l'honneur d'avoir créé une voie nouvelle.

C'est peu sans doute dans l'ordre des intérêts temporels, mais en attendant que le corps médical se décide à rechercher sérieusement le parti que la science d'Hippocrate et de Gall peut tirer de l'électricité, il faudra bien que Th. Courant se résigne à avoir le sort de tous les bienfaiteurs de l'humanité.

Elle ne marche que par leur dévouement, et ne croit rien devoir si ce n'est à leur mémoire.

Léon Plée

L'HOSPICE A LA MODE (1)

Il y a quinze ans, lorsque nous signalions à cette même place les prodigieux effets de l'électricité médicale convenablement appliquée, nous ne rencontrions que de l'incrédulité. Nous étions obligés, pour convaincre nos lecteurs, de leur citer par leur nom les journalistes, les artistes, les savants qui avaient eu les premiers foi dans ce nouvel et puissant agent thérapeutique. Il a bien fallu peu à peu se convaincre de la vérité. Aujoud'hui nul ne conserve le moindre doute, et la science

(1) C'est le titre d'un article publié dans le *Siècle* le 7 novembre 1866, par le regretté Léon Plée.

officielle, s'étant peu à peu convertie elle-même, il existe un nombre notable de cabinets d'électricité médicale.

Comme cela arrive toujours, on va d'un excès dans un autre. Les résultats obtenus par quelques hommes très-habiles, qui ont passé leur vie dans la recherche des effets de la précieuse découverte et des moyens utiles de son application, ont fait croire à beaucoup de monde que le merveilleux agent thérapeutique du dix-neuvième siècle pouvait être employé par tous.

C'est une grande erreur. Les médecins et les chirurgiens les plus distingués, plutôt que de l'appliquer eux-mêmes, préfèrent le voir mettre en œuvre par les applicateurs spéciaux, connus, exercés de longue date dans la pratique de leur art.

Tel est l'apôtre de l'électricité médicale, Théodore Courant, auquel le *Siècle*, il y a quinze ans, a ouvert la voie, comme il l'ouvre à toutes les créations utiles. Malgré les travaux de ses émules, malgré la concurrence de l'industrialisme, Th. Courant est toujours resté le privilégié de la science, des arts et de la littérature.

La prima-donna dont la précieuse voix est fatiguée ; le savant qui dans le feu du travail n'a pas senti le froid se glisser vers lui entre deux portes, et qui se trouve frappé de l'affreux rhumatisme le peintre qui n'a pas assez ménagé ses forces et dont le bras ne peut plus por ter la trop lourde palette, vont toujours ou se font transporter chez Théodore Courant. Il est la Providence des désespérés, et son cabinet est l'hôpital de la littérature. « J'ai une affreuse migraine ; vite une friction électrique. — Je ne digère plus ; vite quelques étincelles qui dégagent les régions épigastriques. — J'ai un violent mal de gorge ; vite une application de son papier électrique. » Et Th. Courant est toujours prêt ; jamais chez lui de fatigue ou d'écœurement. Il est constamment dévoué. Il faut voir la bonne foi avec laquelle, après avoir électrisé un paralytique, il lui dit : « Marchez-vous ? Vous devez marcher ! » Et quelles cures vraiment extraordinaires !

Une jeune artiste dont le nom et le talent sont connus, et son mari, homme distingué aussi se laissaient aller au désespoir. La jeune femme était progressivement envahie par une hydropisie qui prenait des proportions alarmantes. Quelques séances d'électricité thérapeutique, permises par le médecin, ont guéri la maladie. Vous jugez de la joie de toute une famille !

Nous avons tellement raconté à nos lecteurs de faits du même ordre recueillis *de visu* que nous craindrions d'être taxés de répétition en citant d'autres exemples arrivés d'hier.

LÉON PLÉE.

Le Courrier médical, 6 février 1864.

PATHOLOGIE ET THERAPEUTIQUE. CLINIQUE.

Paralysie Saturnine, traitée par l'électricité avec atrophie musculaire. Hôpital de la Charité, service du professeur Piorry. (Observation recueillie par M. Masse, externe du service.)

Depuis plusieurs années, les applications de l'électricité à la thérapeutique sont devenues très nombreuses, et les effets obtenus ont été si remarquables que l'administration de l'Assistance publique a dû pourvoir d'un appareil électrique tous les services hospitaliers. Cette application de l'Electricité se perfectionnera de plus en plus, et rendra de plus grands services lorsque, au lieu d'être mise entre les mains de jeunes élèves souvent inhabiles, elle sera confiée exclusivement à ceux d'entre eux qui auront fait une étude sérieuse de cette partie de la thérapeutique, ainsi que cela a lieu dans le service du professeur Piorry.

C'est grâce au zèle de M. Th. Courant, spécialement chargé des applications de l'électricité à cette clinique, qu'il m'est possible de publier l'observation suivante :

Le nommé X..., âgé de quarante-huit ans, est peintre en bâtiment. Sa santé fut toujours bonne jusqu'à cet âge; il a servi sept années sous les drapeaux, sans être atteint d'aucune maladie grave.

Pour la première fois en 1845, il eut des coliques qui ne durèrent que quelques jours. Deux jours après, il eut une nouvelle attaque, puis d'autres jusqu'en 1862, qui nécessitèrent son admission à l'hôpital de la Charité.

Dirigé par les conseils de M. Piorry, M. Courant eut recours à un moyen nouveau et ingénieux d'électrisation. Un appareil gymnastique fut adapté à la partie supérieure du lit du malade; l'emploi de l'électricité, combiné à celui de cet appareil produisit des effets inespérés.

Enfin, au bout de six mois de traitement non seulement la paralysie mais encore l'atrophie musculaire avaient complètement disparu, et X... quittait l'Hôpital complètement guéri.

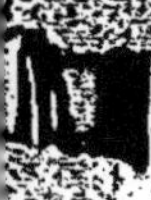

Nous aurons prochainement l'occasion de parler des bons effets obtenus par l'électricité et d'énumérer les importants services que, dans d'autres cas spéciaux ce moyen physique a rendus à la science, surtout étant employé par des hommes expérimentés comme M. Courant, qui a su mériter par sa bonne foi et son dévouement pour les malades, la confiance des divers professeurs de l'hôpital., et l'estime très grande des élèves français et étrangers qui suivent assidument les leçons des maîtres.....

Courrier médical, du 30 Avril 1864.
(Service du professeur Piorry).

M. N... âgé de 42 ans d'une constitution robuste est entré le 23 février 1864 à l'Hopital de la Charité dans le service du Professeur Piorry, ne pouvant se remuer et restait couché sur le dos. Les jambes étaient privées de mouvement et complètement insensibles..........

Après les moyens de premier ordre en thérapeutique le malade fut confié à M Th. Courant, dont le dévouement pour les malades et le savoir sont connus de tous. Grâce à l'habileté et aux soins assidus donnés a ce malade par M. Th. Courant, la sensibilité et le mouvement des muscles inférieurs devinrent de plus en plus prononcés, jusqu'aujourd'hui où la marche est devenue telle qu'on peut le désirer, et le malade sort de l'Hopital dans un état parfait de santé...........

A ce fait remarquable de guérison par l'électricité, nous pourrions ajouter entre beaucoup d'autres, cette observation, plus heureuse peut être encore, d'un malade âgé de 63 ans atteint à la fois de *Paralysie avec atrophie de la jambe gauche;* consécutive à une myélopathie datant de trois ans.

Ce malade qui avait été adressé par M. le Docteur Trébuchet, membre de l'Académie de Médecine, à M. le Professeur Piorry, fut également confié par le savant clinicien aux soins de M Courant, et, au bout d'un mois et demi de traitement, le malade put également sortir de l'Hopital complètement guéri.

L'observation suivante n'est pas moins saisissante. Le 30 janvier 1864, est entrée dans le service du Professeur Piorry, une jeune femme âgée de 23 ans, planiste, douée d'une très bonne constitution ; dit avoir éprouvé des douleurs rhumatismales dans son pays, et dont elle ne peut se débarrasser.

Après plusieurs traitements restés infructueux, on essaya même la section souscutanée du tendon fléchisseur du petit doigt sans plus de succès. M. Th. Courant fut chargé de traiter cette malade à l'aide du massage et de l'Électricité.

Une amélioration sensible ne tarda pas à se montrer, et peu à peu les pieds et les mains reprirent leur position normale à l'aide de ce traitement exécuté avec beaucoup de soins par M. Courant et supporté avec beaucoup de patience et de courage par la malade..............

Cette observation, remarquable au point de vue de la nature de la maladie, ne l'est pas moins au point de vue des résultats que l'on a obtenus. Elle montre aussi qu'il ne faut pas se hâter de recourir à la section du tendon d'Achille, pour redresser le pied, et qu'à l'aide du massage et de l'Électricité, on peut guérir aussi bien qu'au moyen de cette opération.

Dr MARY DURAND.

Le *Soleil* du 19 mai 1866.

CAUSERIE DU MÉDECIN

Je tiens à vous dire un mot de l'invention de M. Th. Courant.

Il y a des noms qui révèlent la profession de ceux qui les portent...

J'ai connu autrefois M. Courant à l'hôpital de la Charité. J'étais externe dans le service de Malgaigne, et il était chargé de la galvanisation, dans toutes les salles de médecine de l'établissement. Le professeur Piorry lui donnait surtout beaucoup d'occupation......

Il obtenait des résultats remarquables, traitait ses malades avec beaucoup de bonté,.... le pauvre qui souffre sur un lit d'hopital est si sensible aux petites attentions que l'on a pour lui !

J'ai perdu de vue M. Courant, depuis cette époque : mais je me plais à constater ici qu'il a fait une découverte très utile.

Il a inventé des papiers et des tissus électriques, assez puissants pour être employés avec efficacité dans un grand nombre de maladies.

Les papiers sont formés par une série de lamelles de cuivre et de zinc accolées les unes aux autres ; les tissus présentent dans leur trame des cordons des mêmes métaux disposés de manière à conserver au tissu toute sa souplesse, en augmentant sa solidité.

M. le professeur Gavarret a reconnu que les tissus électriques avaient assez de force pour décomposer l'eau.......................
. . . .

Dr RÉNOADE

Le *Siècle*, 4 juin 1867.

VARIÉTÉS

VULGARISATION DE L'ÉLECTRICITÉ MÉDICALE

PAR TH. COURANT

Il y a dix sept ans, l'Electricité médicale, après avoir eu plusieurs phases de vogue intermittente, était complètement délaissée, lorsque nous fûmes appelé à juger et à encourager les premiers essais de celui dont les succés font l'objet de cet article. Il exerçait vraiment un sacerdoce sans espoir. Aucun converti n'imitait son exemple, et sa conscience seule paraissait récompenser ses efforts.

Les temps sont bien changés.

En dix sept ans, la face de la science s'est complètement transformée. Ce qui paraissait une utopie, ne peut plus être nié. Théodore Courant n'est plus le seul apôtre de l'électricité médicale. Tous les médecins, à l'exemple des Piorry, des Gavarret, des Bartho, des Ricord, des Tardieu, des Gubler, des Caffe, des Duchenne (de Boulogne), des Monod, des Calvo, des Aussandon, des Duvivier, des Langenhagen, de Trousseau, Nonat, Bouillaud, Bazin, Masso, Joulin, Godart, Vigny, Lehelloco, Huguier, Arnal, et une foule d'autres notabilités, sont convertis aux bons effets de l'Electricité médicale.

Aucun ne nous ferait plus aujourd'hui le reproche que nous adressait un des présidents de l'Institut, en nous raillant de faire de la médecine comme en faisait Louis XIV avec Fagon. Sur le terrain de la science comme sur celui de la politique, les idées en marche nous donnent raison.

Chaque jour, nous avons à enregistrer de nouveaux résultats au bénéfice de l'électricité médicale, et nous n'avons qu'un regret, c'est d'avoir dans les commencements, et uniquement pour faire plaisir à

ceux qui doutaient, circonscrit les effets de cet admirable agent curatif
aux affections nerveuses.

De même que la fille de notre caissier, Mlle Pécattier, citée dans l'un
de nos premiers articles, un de nos collègues, après avoir longtemps
souffert d'une de ces maladies pulmonaires qui enlèvent si vite la plupart de ceux sur lesquels elles fondent comme sur une proie certaine,
a été complètement rétabli par l'électricité magnétique. Il nomme à tous
le sauveur qui lui a rendu la santé, la vie, le travail. L'évidence est là.

Le Docteur de Langenhagen terminant un savant article sur les effets
de l'électrothérapie, disait en parlant de Th. Courant, que ses découvertes méritaient le prix Montyon.

Malgré l'évidence des résultats, nous n'en sommes point là encore.
Quoique les rapports de M. Jules Morin, du savant ingénieur M. Jous-
lin, les témoignages du Professeur Gavaret soient très concluants, il
manque encore aux inventions de Th. Courant la sanction officielle.

. . . .

Mais revenons à Th. Courant. Outre les résultats que nous avons
énoncés plus haut, nous en aurions d'autres à signaler, avec des cas
précis et des noms parmi les plus élevés des hautes classes sociales,
si nous ne craignions de tomber dans l'apologie systématique.......

Il nous suffira, cette fois encore, d'appeler l'attention du public et du
monde savant sur un praticien patient et fécond, qui, d'année en
année, trouve des choses nouvelles, et qui perfectionne son art sans
parti pris, s'inspirant des conseils de la science et ne repoussant aucune critique.

On ne saurait trop admirer le courage de ceux qui, d'abord mé-
connus, vont hardiment à travers tous les obstacles, et finissent par
conquérir à la science ou à la pratique des terrains nouveaux.

En 1854, nous demandions comme une faveur grande que quelque
professeur éminent attachât Th. Courant à son service médical. Non
seulement nous avons été entendu ; mais nous croyons savoir qu'il
est question d'agréger à tous les hôpitaux un service électrothérapique.

Alors ce ne sera plus seulement chez un ou deux praticiens comme
Th. Courant que le public pourra aller chercher les bienfaits de l'électricité curative. Notre inventeur y perdra peut-être de la clientèle que lui
envoie la Faculté ; mais il s'en consolera en voyant que ses efforts
n'ont pas été stériles. Il pourra dire : « moi aussi j'ai créé, *et ego
feci.* »

LÉON PLÉE.

L'énumération des cures obtenues par ma méthode d'électrisation, ou par l'emploi du *papier* et des *tissus électriques* de mon invention, me conduirait trop loin; je dois me borner à renvoyer le lecteur à quelques-uns des divers journaux qui, successivement, ont bien voulu s'y arrêter. Je citerai particulièrement, en suivant l'ordre des dates :

Le Siècle du 18 septembre 1821. Article de M. Pecatier.

La France Musicale du 25 janvier 1852. Article « Castil-Blaze. »

Le Constitutionnel du 20 juin 1852.

L'assemblée Nationale du juin 1853. Article du docteur Aussandon.

Le Siècle du 19 octobre 1853. Article du docteur Aussandon.

Les Débats du 10 septembre 1854. Article de M. F. Barrière.

Le Siècle des 13 juillet et 25 janvier 1855. Articles Léon Plée.

Le Pays du 16 septembre 1855. Article de M. Lecouturier.

Le Courrier médical des 30 avril et 23 juillet 1864. « E. Joachim. »

Le Mouvement médical du 20 août 1865 (Observations scientifiques)

Le Temps du 14 octobre 1865, où les Ceintures-Courant sont recommandées contre le choléra. Par le docteur O. de Langenhagen.

Le Siècle des 9 janvier et 13 juin 1865. Articles de M. Léon Plée.

Le Pays du 10 janvier 1866. Article de M. J.-F. Gall.

Enfin, à l'étranger, le *Daily Post*, de Londres, du 2 août 1864.

Entre le *Papier électrique* et le *Tissu électrique* il existe une différence de force : aussi, le papier devra-t-il être préféré, pour les malades dans les affections récentes, et le tissu dans les affections chroniques.

Th. C.

Paris-Auteuil, imp. des Apprentis-Orphelins. Roussel, 40, rue La Fontaine.